Positions et techniques érotiques

"Un guide étape par étape du Kama Sutra pour les couples"

PETER MILLER

Introduction

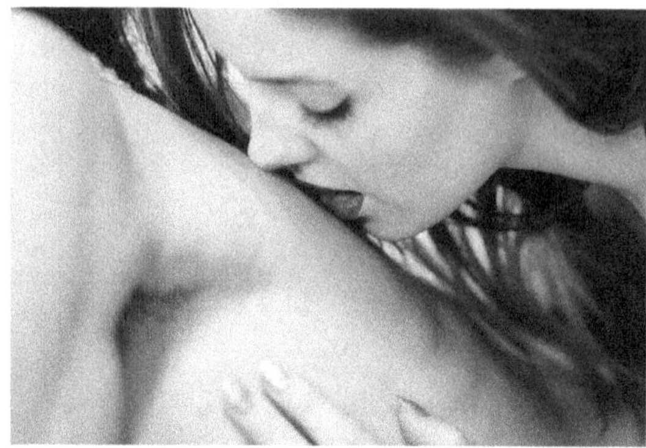

L'intimité est un élément essentiel d'une relation saine, et explorer de nouvelles façons de se connecter avec votre partenaire peut vous rapprocher. L'ancien texte indien, Kama Sutra, est connu pour ses riches aperçus de l'art de faire l'amour et a été une source d'inspiration pour les couples du monde entier pendant des siècles.

Dans ce livre, "Positions et techniques érotiques : un guide étape par étape du Kama Sutra pour les couples", nous plongeons dans les profondeurs du Kama Sutra pour fournir un guide complet aux couples cherchant à approfondir leur intimité et à explorer de nouveaux niveaux de plaisir. .

Avec des descriptions et des illustrations détaillées, nous vous accompagnons pas à pas dans les positions et techniques les plus sensuelles et érotiques du Kama Sutra. Des positions classiques comme le "Lotus" et la "Cowgirl" aux techniques plus avancées comme le

"Splitting of a Bamboo" et le "Crab Walk", vous découvrirez de nouvelles façons de vous connecter avec votre partenaire et de vivre un plaisir époustouflant.

Mais ce livre ne traite pas seulement des techniques physiques ; il explore également les aspects émotionnels et spirituels de l'amour. Nous fournissons des conseils sur la façon de créer un espace sacré et intime, comment communiquer vos désirs et vos besoins, et comment cultiver une connexion plus profonde avec votre partenaire.

Que vous soyez un débutant ou un couple expérimenté cherchant à approfondir votre intimité, ce livre vous guidera dans un voyage de découverte et d'exploration. Alors, embarquons ensemble pour ce voyage, et découvrons le monde riche et sensuel du Kama Sutra.

Chapitre 1

Introduction au Kama Sutra

Le Kama Sutra est un ancien texte indien qui a été célébré pour ses idées sur l'art de faire l'amour pendant des siècles. Son origine remonte au 2ème siècle de notre ère et elle a été écrite par le sage Vatsyayana. Le Kama Sutra est divisé en sept livres, qui couvrent un large éventail de sujets liés à la sexualité humaine, y compris les positions, les techniques et les attitudes envers le sexe. Bien que le Kama Sutra soit souvent associé à des positions et des techniques physiques, il met également l'accent sur l'importance des aspects émotionnels et spirituels de l'amour.

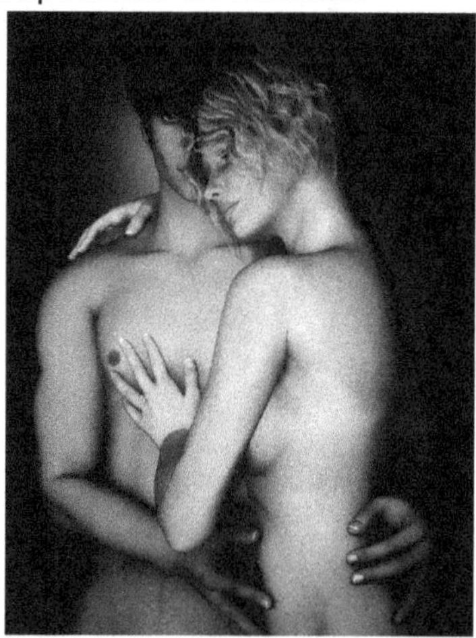

L'importance du Kama Sutra réside dans son exploration complète de la sexualité humaine. Le texte reconnaît que le sexe est une partie naturelle de la vie et reconnaît qu'il y a beaucoup à apprendre sur les nuances de l'amour. Le Kama Sutra n'est pas seulement un guide des positions physiques et des techniques ; il fournit également un cadre pour comprendre les aspects émotionnels et spirituels de l'intimité.

À la base, le Kama Sutra est une question de connexion et de plaisir. Il reconnaît que le sexe n'est pas seulement une question de reproduction, mais aussi une expression d'amour, d'intimité et de plaisir. À travers ses enseignements, le Kama Sutra encourage les couples à explorer leurs désirs et à se connecter les uns aux autres à un niveau plus profond.

Comprendre les principes du Kama Sutra est essentiel pour les couples cherchant à approfondir leur intimité. Le Kama Sutra n'est pas seulement un manuel de positions et de techniques, mais un guide complet de l'art de faire l'amour. Il met l'accent sur l'importance de la communication, du respect et du plaisir mutuel. En suivant les principes du Kama Sutra, les couples peuvent créer un espace sûr et intime où ils peuvent explorer leurs désirs et se connecter à un niveau plus profond.

Le rôle de l'intimité dans une relation ne peut être surestimé. L'intimité est le ciment qui unit les couples, et c'est le fondement d'une relation saine. L'intimité englobe à la fois les liens physiques et émotionnels et implique la confiance, la vulnérabilité et le respect mutuel. Le Kama Sutra reconnaît l'importance de l'intimité dans une relation et fournit une feuille de route aux couples qui cherchent à approfondir leur relation.

En conclusion, le Kama Sutra est un ancien texte indien qui a été célébré pour ses idées sur l'art de faire l'amour pendant des siècles. Il met l'accent sur l'importance des aspects physiques, émotionnels et spirituels de l'intimité et encourage les couples à explorer leurs désirs et à se connecter les uns aux autres à un niveau plus profond. En comprenant les principes du Kama Sutra et le rôle de l'intimité dans une relation, les couples peuvent créer un espace sûr et intime où ils peuvent explorer leurs désirs et approfondir leur connexion.

Chapitre 2

Se préparer à l'intimité

L'intimité est un élément essentiel de toute relation saine, et la création d'un espace sûr et intime est essentielle pour une expérience sexuelle épanouissante. Se préparer à l'intimité implique plus qu'une simple préparation physique ; cela implique également une préparation émotionnelle et mentale. Dans ce chapitre, nous explorerons comment créer un espace sacré et intime, communiquer avec votre partenaire et vous préparer émotionnellement et physiquement à l'intimité.

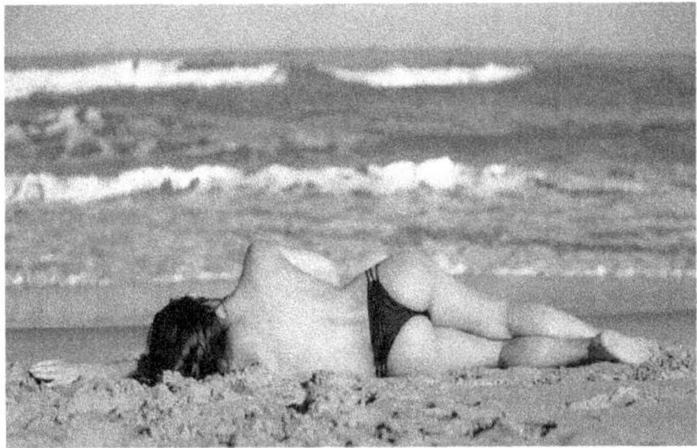

Créer un espace sacré et intime

Créer un espace sacré et intime est essentiel pour une expérience sexuelle épanouie. L'environnement dans lequel vous faites l'amour peut avoir un impact sur votre humeur, vos émotions et votre niveau de relaxation. Par conséquent, il est important de créer un environnement confortable et sûr pour l'intimité. Voici quelques conseils pour créer un espace sacré et intime :

- **Choisissez le bon emplacement :** Lorsque vous choisissez un endroit pour l'intimité, envisagez un espace où vous et votre partenaire vous sentez à l'aise et détendus. Il peut s'agir de votre chambre à coucher, d'une chambre d'hôtel ou même d'un endroit privé dans la nature. Assurez-vous que l'espace est propre, confortable et exempt de distractions.

- **Mettre l'ambiance:** Créez une ambiance romantique en utilisant un éclairage tamisé, des bougies ou de la musique. Des bougies parfumées ou de l'encens peuvent également aider à créer une atmosphère relaxante et sensuelle.

- **Faites le vide dans votre esprit :** Avant de vous engager dans l'intimité, il est important de vider votre esprit et de laisser tomber tout stress ou distraction. Vous pouvez pratiquer la respiration profonde, la méditation ou la visualisation pour détendre votre esprit et votre corps.

- **Utilisez des accessoires :** L'introduction d'accessoires comme des oreillers, des couvertures ou même des jouets sexuels peut améliorer votre expérience sexuelle et créer un espace plus confortable et agréable.

Communiquer avec votre partenaire

La communication est essentielle pour toute relation saine, et elle est particulièrement importante lorsqu'il s'agit d'intimité. Une bonne communication peut vous aider, vous et votre partenaire, à vous sentir plus à l'aise, détendus et connectés pendant l'intimité. Voici quelques conseils pour communiquer avec votre partenaire :

- **Partagez vos envies :** Faites savoir à votre partenaire ce que vous aimez et ce qui vous excite. Cela peut vous aider à la fois à explorer vos désirs et à améliorer votre expérience sexuelle.

- **Soyez ouvert et honnête :** Si vous vous sentez anxieux, nerveux ou mal à l'aise, il est important d'en informer votre partenaire. Cela peut vous aider à travailler ensemble pour créer un environnement sûr et confortable pour l'intimité.

- Écoutez votre partenaire : Il est important d'écouter votre partenaire et d'être attentif à ses besoins et à ses désirs. Cela peut vous aider à la fois à vous connecter à un niveau plus profond et à améliorer votre expérience sexuelle.

- **Utilisez la communication non verbale :** La communication non verbale, comme le toucher, le contact visuel ou le langage corporel, peut également vous aider, vous et votre partenaire, à vous connecter à un niveau plus profond pendant l'intimité.

Se préparer émotionnellement et physiquement

Se préparer émotionnellement et physiquement à l'intimité est essentiel pour une expérience sexuelle épanouissante. Voici quelques conseils pour vous préparer émotionnellement et physiquement :

- **Gérer le stress:** Le stress peut interférer avec l'intimité et affecter votre bien-être général. Pratiquez des techniques de gestion du stress comme la méditation, la respiration profonde ou l'exercice pour vous aider à vous détendre et à vous sentir plus à l'aise.

- **Prendre soin de soi :** Prendre soin de vous physiquement et mentalement peut vous aider à vous sentir plus confiant et à l'aise pendant l'intimité. Dormez suffisamment, adoptez une alimentation saine et participez à des activités qui vous rendent heureux et détendu.

- **Explorez votre corps :** Comprendre votre propre corps et ce qui vous fait du bien peut vous aider à communiquer vos désirs à votre partenaire et à améliorer votre expérience sexuelle.

- **Envisagez une thérapie :** Si vous avez des problèmes émotionnels ou psychologiques sous-jacents qui affectent votre capacité à être intime, envisagez de demander l'aide d'un thérapeute ou d'un conseiller.

Conclusion

Se préparer à l'intimité implique plus qu'une simple préparation physique ; cela implique également une préparation émotionnelle et mentale. Créer un espace sacré et intime, communiquer avec votre partenaire et vous préparer émotionnellement et physiquement sont tous des éléments essentiels de la préparation à l'intimité.

chapitre 3

Positions et techniques de base

Les positions et techniques sexuelles jouent un rôle crucial dans l'amélioration de votre expérience sexuelle. Le Kama Sutra offre une variété de positions et de techniques pour vous aider, vous et votre partenaire, à vous connecter à un niveau plus profond et à ressentir un plus grand plaisir. Dans ce chapitre, nous explorerons certaines des positions et techniques de base couramment utilisées dans le Kama Sutra.

La position "Lotus"

La position du Lotus est une position classique du Kama Sutra qui consiste à s'asseoir face à face, les jambes croisées et les bras l'un autour de l'autre. Cette position permet un contact visuel profond et un toucher intime, ce qui en fait un excellent choix pour les couples qui souhaitent se connecter à un niveau émotionnel plus profond.

Pour entrer dans la position du Lotus, asseyez-vous en tailleur face à votre partenaire. Placez vos mains sur les épaules de votre partenaire et demandez-lui de faire de même. Penchez-vous en avant et embrassez-vous, puis balancez-vous lentement d'avant en arrière en synchronisation avec les mouvements de l'autre.

La position du "bâillement"

La position de bâillement est une position détendue et confortable qui consiste à s'allonger côte à côte avec les jambes entrelacées. Cette position est idéale pour les couples qui veulent se câliner et se sentir proches l'un de l'autre.

Pour vous mettre en position de bâillement, allongez-vous sur le côté face à votre partenaire. Placez votre jambe supérieure sur la jambe de votre partenaire et votre jambe inférieure entre les jambes de votre partenaire. Vos bras peuvent soit être enroulés autour de votre partenaire, soit reposer à vos côtés.

La position "missionnaire"

La position missionnaire est l'une des positions sexuelles les plus populaires et implique l'homme au-dessus de la femme. Cette position permet une pénétration profonde et un toucher intime, ce qui en fait un excellent choix pour les couples qui souhaitent se connecter sur le plan physique et émotionnel.

Pour entrer dans la position missionnaire, la femme est allongée sur le dos, les jambes écartées. L'homme s'agenouille alors ou se couche sur elle et la pénètre par le haut. La femme peut enrouler ses jambes autour de la taille de l'homme ou les garder droites.

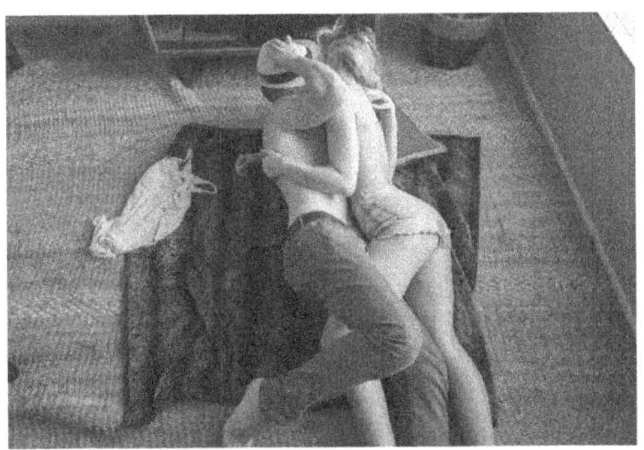

La position "Levrette"

La position Doggy Style est une position populaire qui implique la femme à quatre pattes avec l'homme derrière elle. Cette position permet une pénétration profonde et peut être très stimulante pour les deux partenaires.

Pour se mettre en position de levrette, la femme se met à quatre pattes avec les jambes écartées. L'homme la pénètre alors par derrière et peut s'agenouiller ou se tenir derrière elle. La femme peut cambrer le dos ou s'appuyer sur les coudes pour régler l'angle de pénétration.

La position de "cow-girl"

La position Cowgirl implique la femme au-dessus de l'homme, face à lui. Cette position permet à la femme de prendre le contrôle et de donner le rythme, ce qui en fait un excellent choix pour les couples qui veulent changer les choses et explorer de nouvelles sensations.

Pour entrer dans la position Cowgirl, l'homme est allongé sur le dos, les jambes écartées. La femme le chevauche, lui fait face, et s'abaisse sur lui. La femme peut soit placer ses mains sur la poitrine de l'homme, soit les poser sur ses jambes pour se soutenir.

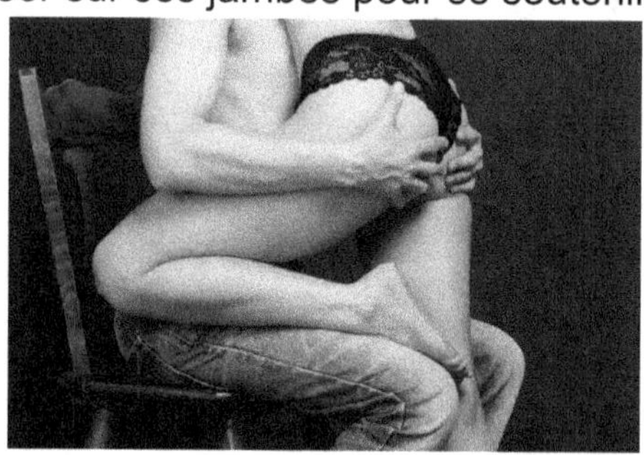

La position "Cowgirl inversée"

La position Reverse Cowgirl est similaire à la position Cowgirl, mais avec la femme tournée vers l'homme. Cette position permet une pénétration profonde et peut être très stimulante pour les deux partenaires.

Pour entrer dans la position Reverse Cowgirl, l'homme est allongé sur le dos, les jambes écartées. La femme le chevauche, lui faisant face, et s'abaisse sur lui. La femme peut placer ses mains sur les jambes de l'homme ou les poser sur sa poitrine pour se soutenir.

En plus d'essayer différentes positions et techniques, la communication est la clé d'une expérience sexuelle épanouissante. N'ayez pas peur de parler à votre partenaire de ce que vous aimez et de ce que vous n'aimez pas. La communication peut vous aider, vous et votre partenaire, à comprendre les besoins et les désirs de l'autre et mener à une expérience sexuelle plus satisfaisante.

Il est également important de se rappeler que le plaisir sexuel ne concerne pas seulement l'acte physique du sexe. La connexion émotionnelle et mentale joue également un rôle crucial dans l'amélioration du plaisir sexuel. Prendre le temps de se connecter avec votre partenaire sur le plan émotionnel en dehors de la chambre peut conduire à une expérience sexuelle plus épanouissante à l'intérieur de la chambre.

Enfin, il est important de prioriser la sécurité lors de l'activité sexuelle. Utiliser une protection et se faire tester régulièrement peut aider à prévenir la propagation des infections sexuellement transmissibles et des grossesses non désirées.

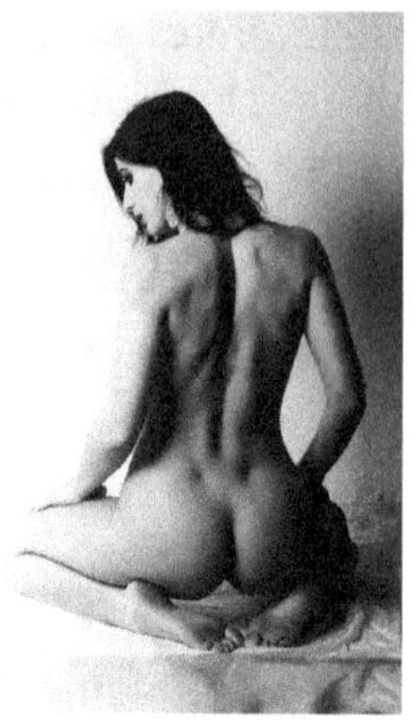

Conclusion

Explorer différentes positions et techniques sexuelles peut vous aider, vous et votre partenaire, à vous connecter à un niveau émotionnel et physique plus profond. Les positions Lotus, Bâillement, Missionnaire, Levrette, Cowgirl et Cowgirl inversée ne sont que quelques-unes des options disponibles dans le Kama Sutra. N'oubliez pas de communiquer avec votre partenaire, de prioriser la connexion émotionnelle et mentale et de prioriser la sécurité pendant l'activité sexuelle.

Chapitre 4

Positions et techniques intermédiaires

Dans le Kama Sutra, il existe une variété de positions et de techniques sexuelles à explorer pour les couples. Au fur et à mesure que les couples deviennent plus à l'aise avec les positions et les techniques de base, ils peuvent vouloir explorer des positions et des techniques intermédiaires pour améliorer leur expérience sexuelle. Dans ce chapitre, nous explorerons six positions et techniques intermédiaires : la marche en crabe, le tigre accroupi, le fendage d'un bambou, le congrès suspendu, l'indrani et la grande ouverture.

La position de marche en crabe

La position Crab Walk est une position intermédiaire qui demande une bonne dose de force et de souplesse. La position implique l'homme assis sur le sol avec ses jambes étendues et ses mains derrière lui pour supporter son poids. La femme est assise sur les genoux de l'homme face à lui, ses jambes enroulées autour de sa taille et ses mains sur ses épaules. La femme se penche alors en arrière et se soutient avec ses mains sur le sol derrière elle. Cette position permet une pénétration profonde et une intimité entre le couple.

Pour exécuter la position Crab Walk, il est important d'avoir une bonne force et flexibilité dans le haut du corps. Cette position peut être difficile pour certains couples, mais avec de la pratique et de la patience, elle peut devenir une position préférée.

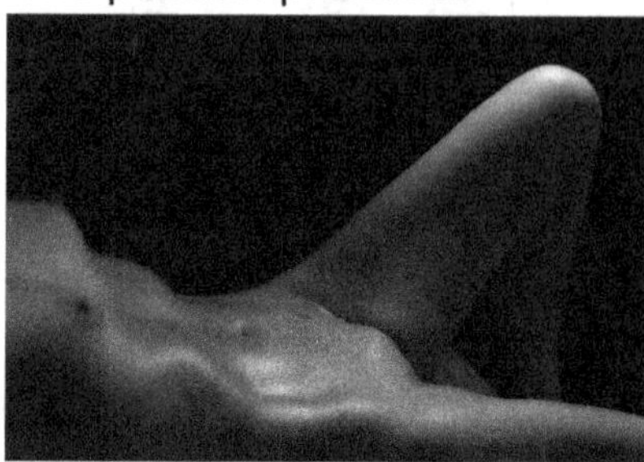

La position du tigre accroupi

La position Crouching Tiger est une autre position intermédiaire qui demande un peu de force et de flexibilité. Cette position implique la femme allongée sur le dos, les jambes en l'air, les genoux pliés. L'homme s'agenouille alors entre les jambes de la femme et tient ses cuisses, levant ses jambes plus haut dans les airs. La femme peut alors enrouler ses jambes autour de la taille de l'homme, permettant une pénétration profonde et une intimité.

La position Crouching Tiger est idéale pour les couples qui aiment la pénétration profonde et le contact intime. Cependant, cela peut être un peu difficile pour ceux qui ne sont pas aussi flexibles. Il est important de ralentir et de communiquer avec votre partenaire pendant cette position pour éviter tout inconfort.

Le fractionnement d'une position en bambou

La position Splitting d'un Bambou est une position intermédiaire qui demande un peu d'équilibre et de coordination. Cette position implique l'homme assis sur le sol avec les jambes allongées et légèrement écartées. La femme s'assoit alors sur l'homme qui lui fait face, les jambes enroulées autour de sa taille. La femme se penche alors en avant et place ses mains sur le sol entre les jambes de l'homme, tandis que l'homme tient ses hanches pour se soutenir. Cette position permet une pénétration profonde et un contact intime entre le couple.

Le fractionnement d'une position en bambou peut être difficile pour certains couples en raison de l'équilibre requis. Cependant, cela peut être un excellent moyen de changer les choses et d'ajouter de l'excitation à votre vie sexuelle.

La position suspendue du Congrès

La position du Congrès suspendu est une position intermédiaire qui demande un peu de force et de coordination. Cette position implique la femme allongée sur le dos, les jambes en l'air, tandis que l'homme tient ses chevilles et lève ses jambes en l'air. L'homme s'agenouille alors entre les jambes de la femme et la pénètre, permettant une pénétration profonde et un contact intime.

La position Suspended Congress est idéale pour les couples qui aiment la pénétration profonde et le contact intime. Cependant, cela peut être un peu difficile pour ceux qui ne sont pas aussi forts ou coordonnés. Il est important de ralentir et de communiquer avec votre partenaire pendant cette position pour éviter tout inconfort.

La position d'Indrani

La position Indrani est une position intermédiaire qui demande un peu de force et de souplesse. Cette position implique la femme allongée sur le dos, les jambes en l'air et les genoux pliés. L'homme s'agenouille alors entre les jambes de la femme et tient ses chevilles, tirant ses jambes vers le haut et vers sa poitrine. La femme peut alors enrouler ses jambes autour de la taille de l'homme, permettant une pénétration profonde et un contact intime.

La position d'Indrani peut être difficile pour certains couples, mais elle peut être incroyablement gratifiante pour ceux qui sont prêts à l'essayer. Il nécessite un certain niveau de force et de flexibilité, mais il peut également être ajusté pour s'adapter à différents niveaux de capacité physique. Par exemple, la femme peut utiliser des oreillers ou des coussins pour soutenir ses hanches et rendre la position plus confortable.

L'un des avantages de la position Indrani est qu'elle permet une pénétration profonde, ce qui peut stimuler le point G et procurer un plaisir intense à la femme. Cela permet également un contact visuel intime entre les partenaires, ce qui peut approfondir le lien émotionnel pendant les rapports sexuels.

Pour entrer dans la position Indrani, la femme doit s'allonger sur le dos, les genoux pliés et les pieds à plat sur le lit. L'homme peut alors s'agenouiller entre ses jambes et soulever ses chevilles, ramenant ses jambes vers sa poitrine. Il peut alors la pénétrer tout en tenant ses chevilles et en lui permettant d'enrouler ses jambes autour de sa taille. Le couple peut ajuster l'angle de pénétration en modifiant la hauteur des hanches de la femme avec des oreillers ou des coussins.

Comme pour tout nouveau poste, il est important de communiquer avec votre partenaire et de ralentir les choses au début. Assurez-vous que vous êtes tous les deux à l'aise et que vous n'exercez pas trop de pression sur un groupe musculaire en particulier. Vous pouvez également expérimenter différents angles et niveaux de pénétration pour trouver ce qui fonctionne le mieux pour les deux partenaires.

La position largement ouverte

La position Widely Open est une autre position intermédiaire qui peut procurer un plaisir intense aux deux partenaires. Dans cette position, la femme est allongée sur le dos, les jambes écartées. L'homme s'agenouille alors entre ses jambes et la pénètre, tenant ses chevilles ou les plaçant sur ses épaules pour une pénétration plus profonde.

La position largement ouverte permet une pénétration profonde et une stimulation du point G, et elle offre également à l'homme une vue imprenable sur le corps de sa partenaire. Cela peut être incroyablement érotique et peut augmenter le lien émotionnel entre les partenaires.

Pour entrer dans la position grande ouverte, la femme doit s'allonger sur le dos, les jambes écartées. L'homme peut alors s'agenouiller entre ses jambes et la pénétrer en tenant ses chevilles ou en les plaçant sur ses épaules. Le couple peut expérimenter différents angles et niveaux de pénétration pour trouver ce qui lui convient le mieux.

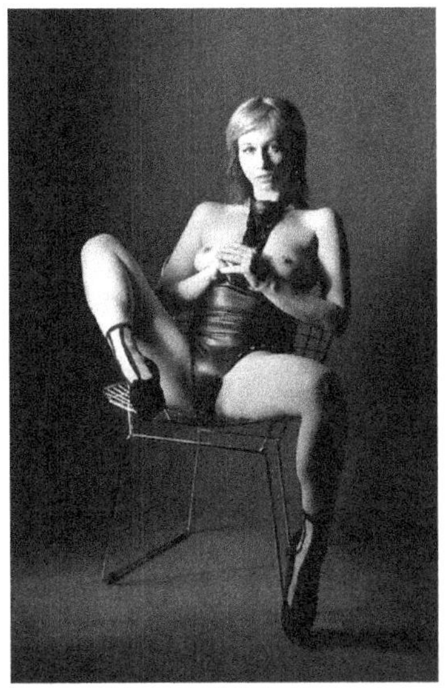

Chapitre 5

Positions et techniques avancées

À ce stade, vous et votre partenaire avez probablement exploré une gamme de positions et de techniques sexuelles. Si vous êtes prêt à relever un défi et que vous cherchez à pimenter encore plus les choses, des positions et des techniques avancées peuvent être exactement ce dont vous avez besoin.

Il est important de noter que les positions et techniques avancées peuvent ne pas convenir à tout le monde. Ils peuvent nécessiter un niveau plus élevé de force, de flexibilité et de coordination, et peuvent être inconfortables ou même douloureux s'ils ne sont pas exécutés correctement. Il est important de communiquer avec votre partenaire, de commencer lentement et d'écouter votre corps pour vous assurer que vous êtes à la fois confortable et en sécurité.

Voici six positions et techniques avancées à envisager d'essayer :

1. La position "Vent puissant"

La position Mighty Wind est une variante de la position traditionnelle "Reverse Cowgirl" qui nécessite une quantité importante de force et de flexibilité. La femme chevauche les hanches de l'homme tout en lui faisant face, et soulève ses jambes du sol, les étendant droit derrière elle. L'homme soutient alors les jambes et les hanches de la femme, permettant une pénétration profonde.

Cette position peut être très stimulante pour les deux partenaires, car elle permet une pénétration maximale et un contact peau à peau. Cependant, il peut être difficile à maintenir pendant une période prolongée et pourrait être inconfortable pour les jambes et les hanches de la femme.

2. La position "Lusty Leg"

La position Lusty Leg est une variante de la position traditionnelle "Doggy Style" qui permet une pénétration plus profonde et des sensations plus intenses. La femme s'agenouille à quatre pattes tandis que l'homme la pénètre par derrière, tenant ses hanches pour se soutenir. La femme lève alors une jambe du sol et l'étend vers l'arrière, permettant à l'homme de pénétrer encore plus profondément.

Cette position peut être très agréable pour les deux partenaires, car elle permet une pénétration et une stimulation maximales du point G. Cependant, cela peut nécessiter un niveau plus élevé de flexibilité et d'équilibre, et pourrait potentiellement être inconfortable pour la jambe allongée de la femme.

3. La position "Homme dans la brouette"

La position de l'homme dans la brouette est une position amusante et ludique qui nécessite une quantité importante de force et de coordination. La femme s'agenouille à quatre pattes tandis que l'homme se tient derrière elle, tenant ses jambes et la soulevant du sol. La femme avance alors sur ses mains, tandis que l'homme soutient son poids et ses poussées.

Cette position peut être très exaltante et ludique, et permet une pénétration profonde et un angle d'entrée différent. Cependant, cela peut nécessiter un niveau de force et de coordination plus élevé et pourrait être inconfortable ou même dangereux s'il n'est pas exécuté correctement.

4. La position "brouette"

La position de la brouette est une variante de la position de l'homme dans la brouette qui demande encore plus de force et de coordination. La femme s'agenouille à quatre pattes tandis que l'homme se tient derrière elle, tenant ses jambes et la soulevant du sol. La femme redresse alors ses bras et soulève son corps dans un poirier, tandis que l'homme soutient son poids et ses poussées.

Cette position peut être incroyablement intense et excitante, et permet une pénétration profonde et un angle d'entrée unique. Cependant, cela ne devrait être tenté que par des couples qui sont à la fois à l'aise avec l'idée et qui ont la force et la coordination nécessaires pour l'exécuter en toute sécurité.

5. La position "Bouche de vache"

La position Cow's Mouth est une position unique et stimulante qui nécessite un haut niveau de flexibilité et d'équilibre. La femme est allongée sur le dos, les jambes droites en l'air, tandis que l'homme s'agenouille entre ses jambes et la pénètre. La femme abaisse alors ses jambes et les ramène de chaque côté de la tête de l'homme, créant une forme de "bouche".
Cette position peut être incroyablement stimulante pour les deux partenaires, car elle permet une pénétration profonde et un contact intime. Cependant, il est important d'aborder cette position avec prudence et de communiquer avec votre partenaire tout au long pour assurer la sécurité et le confort.

Pour effectuer la position de la bouche de la vache, commencez par vous allonger sur le dos, les jambes droites en l'air. Votre partenaire peut alors s'agenouiller entre vos jambes et vous pénétrer. Lorsque vous abaissez vos jambes, guidez-les vers le bas de chaque côté de la tête de votre partenaire, créant ainsi une forme de "bouche".

Une fois dans cette position, vous et votre partenaire pouvez expérimenter différents mouvements et angles pour trouver ce qui vous convient le mieux. Vous pouvez essayer de vous balancer d'avant en arrière ou d'un côté à l'autre, ou votre partenaire peut vouloir se pencher en avant ou en arrière pour ajuster l'angle de pénétration.

Il est important de se rappeler que la position Cow's Mouth nécessite un haut niveau de flexibilité et d'équilibre, et qu'elle peut ne pas convenir à tout le monde. Si vous ou votre partenaire ressentez une gêne ou une douleur, il est important de vous arrêter et d'essayer une position différente.

6. La position "Roue de Catherine"

La position Catherine Wheel est une position avancée qui demande beaucoup de force et de flexibilité. Cette position implique la femme allongée sur le dos, les jambes écartées, tandis que l'homme s'agenouille entre ses jambes et la pénètre. La femme lève alors ses jambes au-dessus de sa tête, permettant à l'homme de pénétrer profondément.

Cette position peut être incroyablement stimulante pour les deux partenaires, car elle permet une pénétration profonde et un haut niveau d'intimité. Cependant, il est important d'aborder cette position avec prudence et de communiquer avec votre partenaire tout au long pour assurer la sécurité et le confort.

Pour effectuer la position Catherine Wheel, commencez par vous allonger sur le dos, les jambes écartées. Votre partenaire peut alors s'agenouiller entre vos jambes et vous pénétrer. Lorsque vous soulevez vos jambes au-dessus de votre tête, votre partenaire peut tenir vos chevilles pour vous soutenir.

Une fois dans cette position, vous et votre partenaire pouvez expérimenter différents mouvements et angles pour trouver ce qui vous convient le mieux. Vous pouvez essayer de vous balancer d'avant en arrière ou d'un côté à l'autre, ou votre partenaire peut vouloir se pencher en avant ou en arrière pour ajuster l'angle de pénétration.

Il est important de se rappeler que la position de Catherine Wheel demande beaucoup de force et de flexibilité et qu'elle peut ne pas convenir à tout le monde. Si vous ou votre partenaire ressentez une gêne ou une douleur, il est important de vous arrêter et d'essayer une position différente.

Conclusion

Explorer différentes positions et techniques sexuelles peut être une façon excitante et intime de se connecter avec votre partenaire. Des positions de base comme le missionnaire et la levrette aux positions plus avancées comme la jambe vigoureuse et la roue de Catherine, il existe un large éventail d'options disponibles pour les couples.

Il est important d'aborder ces positions avec prudence et de communiquer avec votre partenaire tout au long pour assurer la sécurité et le confort. De plus, il est important de se rappeler que toutes les positions ne conviendront pas à tout le monde, et il est normal d'expérimenter et de trouver ce qui fonctionne le mieux pour vous et votre partenaire.

En fin de compte, l'aspect le plus important de toute expérience sexuelle est la connexion et l'intimité entre les partenaires. En explorant différentes positions et techniques, vous et votre partenaire pouvez approfondir votre connexion et améliorer votre expérience sexuelle globale.

Chapitre 6

Aspects émotionnels et spirituels de l'intimité

L'intimité est plus qu'un simple acte physique, c'est un lien émotionnel et spirituel profond entre deux personnes. Dans ce chapitre, nous explorerons les aspects émotionnels et spirituels de l'intimité et comment ils peuvent approfondir votre connexion avec votre partenaire.

Établir une connexion plus profonde avec votre partenaire

L'intimité consiste à établir une connexion plus profonde avec votre partenaire. Cette connexion repose sur la confiance, la communication et l'ouverture émotionnelle. Il est essentiel de cultiver un environnement sûr et favorable où les deux partenaires peuvent se sentir à l'aise pour exprimer leurs émotions et leurs désirs.

Le toucher est une façon d'établir une connexion plus profonde avec votre partenaire. Le toucher est un moyen puissant de communiquer l'amour, l'affection et l'intimité. Cela peut aider à créer un sentiment de sécurité et de confiance entre les partenaires, et peut également aider à réduire le stress et l'anxiété.

Une autre façon d'établir une connexion plus profonde avec votre partenaire est la communication. La communication est essentielle pour une relation saine, tant à l'intérieur qu'à l'extérieur de la chambre. Il est essentiel d'être ouvert et honnête avec votre partenaire sur vos besoins et vos désirs, ainsi que sur vos peurs et vos insécurités.

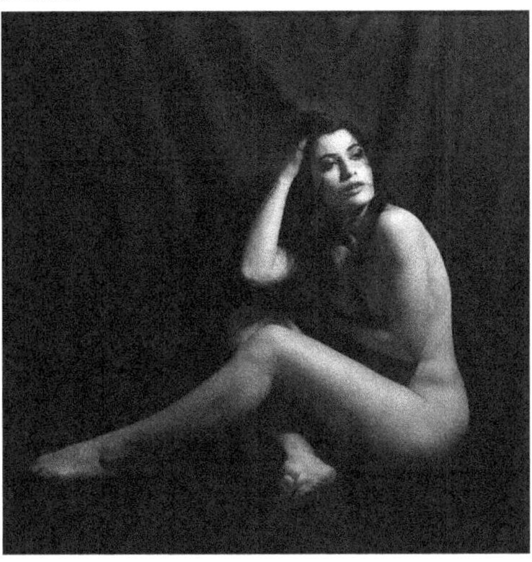

Comprendre le rôle des émotions dans l'amour

Les émotions jouent un rôle crucial dans l'amour. Ils peuvent améliorer l'expérience et approfondir le lien entre les partenaires. Cependant, ils peuvent également constituer un obstacle à l'intimité s'ils ne sont pas pris en compte.

Une émotion courante qui peut entraver l'intimité est l'anxiété. L'anxiété peut être causée par une variété de facteurs, y compris l'anxiété de performance, les problèmes d'image corporelle et la peur du rejet. Il est essentiel de résoudre ces problèmes sous-jacents et de les résoudre avec votre partenaire pour établir une connexion plus profonde.

Une autre émotion courante qui peut entraver l'intimité est la honte. La honte peut être causée par des expériences passées, un conditionnement culturel ou des croyances personnelles. Il est essentiel de reconnaître et d'aborder les sentiments de honte avec votre partenaire, car ils peuvent vous empêcher de vous engager pleinement dans l'intimité.

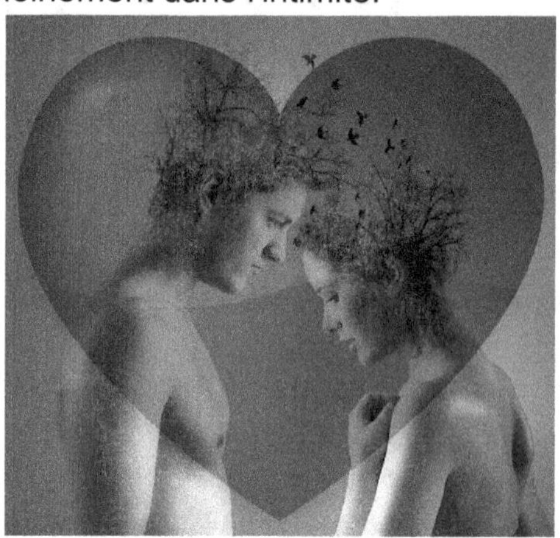

Cultiver la pleine conscience et la présence

La pleine conscience et la présence sont des composantes essentielles de l'intimité. Être présent dans l'instant et pleinement engagé avec votre partenaire peut améliorer l'expérience et approfondir la connexion entre les partenaires.

Une façon de cultiver la pleine conscience et la présence est la méditation. La méditation peut aider à apaiser l'esprit, à réduire le stress et l'anxiété et à cultiver un sentiment de présence et de conscience. Cela peut également aider à établir une connexion plus profonde avec votre partenaire en favorisant un sentiment d'empathie et de compassion.

Intégrer des pratiques spirituelles dans votre vie intime

Les pratiques spirituelles peuvent être un moyen puissant d'approfondir le lien émotionnel et spirituel entre les partenaires. Ces pratiques peuvent inclure n'importe quoi, de la prière et de la méditation au tantra et au yoga.

Une pratique spirituelle populaire pour les couples est le tantra. Le tantra est une pratique spirituelle ancienne qui met l'accent sur l'intégration de l'esprit, du corps et de l'esprit. Cela peut aider à approfondir le lien entre les partenaires en cultivant un sentiment de présence, d'intimité et d'empathie.

Une autre pratique spirituelle qui peut améliorer l'intimité est le yoga. Le yoga est une pratique physique et spirituelle qui peut aider à réduire le stress et l'anxiété, à augmenter la flexibilité et la force et à cultiver un sentiment de pleine conscience et de présence.

Conclusion

L'intimité est plus qu'un simple acte physique; c'est un lien émotionnel et spirituel profond entre deux personnes. En établissant une connexion plus profonde avec votre partenaire, en comprenant le rôle des émotions dans l'amour, en cultivant la pleine conscience et la présence et en incorporant des pratiques spirituelles dans votre vie intime, vous pouvez améliorer l'expérience et approfondir votre connexion avec votre partenaire.

Chapitre 7

Résolution des problèmes courants

Les relations intimes peuvent être incroyablement enrichissantes, mais elles ne sont pas sans défis. Même avec les meilleures intentions et la meilleure préparation, les couples peuvent rencontrer des obstacles lors de l'amour qui peuvent entraver leur capacité à se connecter pleinement. Ce chapitre abordera certains défis courants auxquels les couples peuvent être confrontés et proposera des solutions pratiques pour les surmonter.

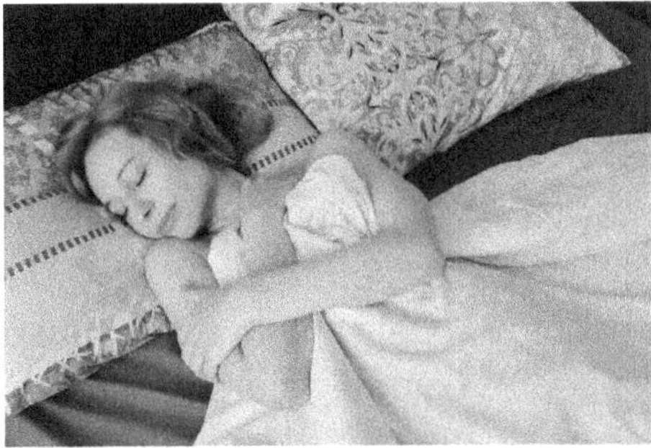

Surmonter les difficultés de positionnement

L'un des défis les plus courants auxquels les couples sont confrontés est de trouver les bons postes qui leur conviennent. Chaque partenaire peut avoir des préférences ou des limitations physiques différentes qui peuvent rendre certaines positions inconfortables ou peu pratiques. Dans ces situations, il est important de communiquer ouvertement et honnêtement avec votre partenaire. Soyez prêt à expérimenter différentes positions et prenez le temps d'explorer le corps de l'autre pour trouver ce qui fonctionne le mieux.

Si un partenaire éprouve de l'inconfort ou de la douleur pendant une position particulière, il peut être nécessaire de modifier ou d'éviter complètement cette position. Cela ne signifie pas que vous ne pouvez pas avoir une vie sexuelle épanouie et agréable. Au lieu de cela, concentrez-vous sur la recherche d'autres positions qui offrent une stimulation similaire ou essayez d'incorporer d'autres formes d'intimité, comme les baisers, les attouchements ou les massages.

Traiter l'inconfort physique ou la douleur

L'inconfort physique ou la douleur pendant les rapports sexuels est un autre défi courant que les couples peuvent rencontrer. Cela peut être causé par une variété de facteurs, comme une blessure, une maladie ou une tension dans le corps. Il est important d'écouter votre corps et de communiquer tout inconfort ou douleur à votre partenaire. Ignorer ces sensations peut entraîner un inconfort supplémentaire et des blessures potentielles.

Si vous ressentez de l'inconfort ou de la douleur, arrêtez de faire l'amour et essayez quelques étirements doux ou des techniques de relaxation pour relâcher toute tension dans votre corps. Si la douleur persiste, envisagez de consulter un professionnel de la santé pour écarter toute condition médicale sous-jacente.

Gérer les défis ou les préoccupations émotionnelles

L'intimité n'est pas seulement physique ; cela implique également la vulnérabilité émotionnelle et la confiance. Cela peut rendre difficile pour certaines personnes de se laisser aller complètement et de profiter de l'expérience. Les défis émotionnels courants auxquels les couples peuvent être confrontés incluent l'anxiété, la peur, la honte ou les traumatismes passés.

Il est important de créer un environnement sûr et favorable pour que votre partenaire puisse exprimer ses sentiments et ses préoccupations. Soyez prêt à écouter sans porter de jugement et à offrir réconfort et encouragement. Envisagez de demander l'aide d'un thérapeute ou d'un conseiller spécialisé dans la santé sexuelle et les relations si ces difficultés persistent.

Maintenir l'intimité dans le temps

Maintenir l'intimité au fil du temps peut être difficile alors que les couples traversent les hauts et les bas de la vie. Les horaires chargés, le stress et les changements de vie peuvent tous nuire à l'intimité. Pour maintenir un lien fort avec votre partenaire, il est important de privilégier l'intimité et de lui consacrer régulièrement du temps.

Cela peut être aussi simple que de réserver du temps pour un rendez-vous amoureux, de faire des câlins ou d'avoir une conversation sur vos désirs et vos besoins sexuels. N'ayez pas peur d'essayer de nouvelles choses ou d'incorporer différentes formes d'intimité, comme des massages sensuels, des jeux de rôle ou d'essayer de nouvelles positions.

En conclusion, surmonter les défis communs dans les relations intimes nécessite une communication ouverte, une volonté d'expérimenter et un engagement à maintenir l'intimité au fil du temps. En abordant ces défis de front et en recherchant le soutien dont vous avez besoin, vous pouvez établir une connexion plus forte et plus épanouissante avec votre partenaire.

Chapitre 8

Conclusion et prochaines étapes

Dans ce livre, nous avons exploré l'art ancien du Kama Sutra et comment il peut améliorer l'intimité entre les couples. Nous avons couvert les positions et techniques sexuelles de base, intermédiaires et avancées, ainsi que les aspects émotionnels et spirituels de l'intimité. De plus, nous avons fourni des conseils pour résoudre les problèmes courants auxquels les couples peuvent être confrontés.

En conclusion, nous espérons que ce livre a été un guide utile pour les couples qui cherchent à approfondir leur intimité et à explorer de nouvelles dimensions du plaisir. En incorporant les principes et les techniques du Kama Sutra dans votre vie intime, vous et votre partenaire pouvez créer une connexion plus profonde et ressentir un plaisir physique et émotionnel accru.

Si vous souhaitez poursuivre votre étude et votre exploration du Kama Sutra, nous vous recommandons de lire davantage sur le sujet. Certaines ressources recommandées incluent :

- "Le Kama Sutra complet : la première traduction moderne intégrale du texte indien classique" par Alain Daniélou - Il s'agit d'une traduction complète du Kama Sutra qui fournit des descriptions détaillées et des illustrations de diverses positions et techniques.

☐ "The Kama Sutra Workbook: A Guide to the Art of Love" par Anne Hooper - Ce manuel fournit des instructions étape par étape pour pratiquer le Kama Sutra, ainsi que des exercices et des techniques pour améliorer l'intimité.

"Le livre de la fantaisie érotique" de Gwendolyn F.M. Kestrel et Duncan Scott - Ce livre propose une interprétation moderne du Kama Sutra, avec des illustrations et des descriptions de diverses positions et techniques sexuelles.

"Tantric Sex: The Fast Track Path to Sexual Bliss" par Diana Richardson - Ce livre explore les principes du tantra et comment ils peuvent améliorer l'intimité et le plaisir.

Alors que vous continuez votre exploration du Kama Sutra et d'autres ressources pour améliorer l'intimité, n'oubliez pas de communiquer ouvertement et honnêtement avec votre partenaire. Pratiquez la pleine conscience et la présence pendant les moments intimes, et restez patient et compatissant lorsque vous affrontez les défis qui peuvent survenir.

En terminant, nous vous encourageons à continuer à approfondir votre intimité avec votre partenaire et à explorer les nombreuses dimensions de plaisir que le

Kama Sutra a à offrir. Ce faisant, vous pouvez créer une vie intime plus épanouissante et satisfaisante pour vous et votre partenaire.